essentials

T0383781

essentials liefern aktuelles Wissen in konzentrierter Form. Die Essenz dessen, worauf es als „State-of-the-Art" in der gegenwärtigen Fachdiskussion oder in der Praxis ankommt.

essentials informieren schnell, unkompliziert und verständlich

- als Einführung in ein aktuelles Thema aus Ihrem Fachgebiet
- als Einstieg in ein für Sie noch unbekanntes Themenfeld
- als Einblick, um zum Thema mitreden zu können

Die Bücher in elektronischer und gedruckter Form bringen das Fachwissen von Springerautor*innen kompakt zur Darstellung. Sie sind besonders für die Nutzung als eBook auf Tablet-PCs, eBook-Readern und Smartphones geeignet. *essentials* sind Wissensbausteine aus den Wirtschafts-, Sozial- und Geisteswissenschaften, aus Technik und Naturwissenschaften sowie aus Medizin, Psychologie und Gesundheitsberufen. Von renommierten Autor*innen aller Springer-Verlagsmarken.

Holger Müller · Martin Langer ·
Frank Unglaub

Morbus Dupuytren

Eine Übersicht für Ärzte aller Fachrichtungen

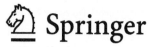 Springer

Dr. med. Holger Müller
Abteilung für Handchirurgie
Vulpius Klinik GmbH
Bad Rappenau, Deutschland

Prof. Dr. med. Frank Unglaub
Abteilung für Handchirurgie
Vulpius Klinik GmbH
Bad Rappenau, Deutschland

Prof. Dr. med. Martin Langer
Klinik für Unfall-, Hand- und
Wiederherstellungschirurgie
Universitätsklinikum Münster
Münster, Deutschland

ISSN 2197-6708   ISSN 2197-6716   (electronic)
essentials
ISBN 978-3-662-66710-1   ISBN 978-3-662-66711-8   (eBook)
https://doi.org/10.1007/978-3-662-66711-8

Die Deutsche Nationalbibliothek verzeichnet diese Publikation in der Deutschen Nationalbibliografie; detaillierte bibliografische Daten sind im Internet über http://dnb.d-nb.de abrufbar.

Planung/Lektorat: Antje Lenzen
Springer ist ein Imprint der eingetragenen Gesellschaft Springer-Verlag GmbH, DE und ist ein Teil von Springer Nature.
Die Anschrift der Gesellschaft ist: Heidelberger Platz 3, 14197 Berlin, Germany

Was Sie in diesem *essential* finden können

- Einen Überblick der komplexen Anatomie des subkutanen fibrösen Fasersystems der Hand und seiner besonderen Bedeutung für die Dupuytren-Kontraktur
- Eine Beschreibung des Krankheitsbildes des Morbus Dupuytren mit einem Überblick über den klinischen Befund und die Klassifikation
- Eine Übersicht der verschiedenen Therapieverfahren bei Morbus Dupuytren
- Eine Beschreibung der minimal invasiven Therapieverfahren mit detailliertem Vorgehen bei der perkutanen Nadelaponeurotomie und Kollagenase-Behandlung
- Grundzüge der Indikation und OP-Technik der partiellen Aponeurektomie
- Vorgehen und Besonderheiten beim Rezidiv-Eingriff einer Dupuytren-Kontraktur

Inhaltsverzeichnis

Einleitung

1

Der Morbus Dupuytren beschreibt eine fibroproliferative Erkrankung der Hohl-
handaponeurose und Teilen des subkutanen Fasersystems an Hohlhand und
Fingern. Solche Fibromatosen können jedoch auch den Fuß (Morbus Ledderhose)
und in seltenen Fällen den Penis (Induratio penis plastica) betreffen.

Die Dupuytren-Kontraktur findet in der Zeitgeschichte erst spät ihre erste
Erwähnung. Im Jahr 1614 beschrieb Felix Plater aus Basel in seinem Werk „Ob-
servationum" erstmalig eine zunehmende Kontraktur der ulnaren Finger bei einem
Steinmetz, welche sich bis zur Hohlhand ausbreitete und keinerlei Wirkung auf
Schienung oder Dehnung zeigte. Plater fand damals für dieses Phänomen keinerlei Erklärung. Ende des 18. Jahrhunderts widmete sich Henry Cline dieser bis
dahin unerklärlichen Kontraktur und veröffentlichte eine Erstbeschreibung der
Erkrankung, nachdem er im Rahmen einer Sektion eines Verstorbenen die Beugekontraktur nach Durchtrennung der verdickten Aponeurose wieder strecken
konnte. Sein Schüler Astley Cooper führte die Studien fort und veröffentlichte daraufhin im Jahr 1822 in London eine umfassendere Beschreibung der
Erkrankung mit Strangbildung der Aponeurose und der Fasziotomie als Therapiemöglichkeit. Etwa zur gleichen Zeit widmete sich Baron Guilaume Dupuytren
ebenfalls der weiteren Erforschung dieser Fingerkontraktur, sodass er im Jahre
1831 seine erste offene Fasziotomie an Ring- und Kleinfinger bei einem Patienten durchführte. Dupuytren war seinerzeit der berühmteste Chirurg Europas
und daher wurde in Unkenntnis der anderen Publikationen in Frankreich diese
Erkrankung, die er 2 Jahre vor seinem Tod (1833) beschrieb, nach ihm benannt.
Erst Jahre später stellten seine Schüler fest, dass Astley Cooper bereits 1822 eine
ausführliche Arbeit über diese Erkrankung verfasste.

© Der/die Autor(en), exklusiv lizenziert an Springer-Verlag GmbH, DE, ein Teil   1
von Springer Nature 2023
H. Müller et al., *Morbus Dupuytren*, essentials,
https://doi.org/10.1007/978-3-662-66711-8_1

Epidemiologie/Vorkommen 2

Die Dupuytren-Kontraktur ist vorwiegend eine Erkrankung des älteren Menschen, die hauptsächlich in Nordeuropa auftritt (Hindocha et al., 2009). In Deutschland sind rund 1,9 Mio. Menschen von dieser Krankheit betroffen (Brenner et al., 2001). Menschen aus Afrika und Asien erkranken hierbei deutlich seltener. Interessanterweise hat sich ein höheres Aufkommen der Erkrankung bei Japanern gezeigt. Hier wird eine Durchmischung mit den Nordeuropäern zu Zeiten der Wikinger vermutet. Lanting et al. (2014) konnte in einer Metastudie eine Prävalenz für den europäischen Raum von 0,6 bis 31,6 % nachweisen. Dabei zeigte sich in den Altersgruppen eine Prävalenz, die von ca. 12 % im Alter von 55 Jahren bis auf 29 % im Alter von 75 Jahren ansteigt. Männer erkranken früher und 3- bis 4-mal häufiger als Frauen (Brenner et al., 2001).

Es ist davon auszugehen, dass aufgrund des steigenden Lebensalters eine Vielzahl älterer Menschen im Laufe ihres Lebens Knoten oder Stränge entwickeln, aber nicht bei allen eine operative Therapie notwendig wird. Eine hereditäre Ursache der Dupuytren-Kontraktur aufgrund der familiären Häufung und der deutlich unterschiedlichen Inzidenz bei den verschiedenen ethnischen Gruppen wurde schon früh vermutet (Larsen et al., 2015). Mehrere klinische Untersuchungen und auch Metaanalysen konnten zwischenzeitlich nachweisen, dass auf verschiedenen Chromosomen, vor allem auf Chromosom 7 mehrere Loki eine Veränderung bei Patienten mit Dupuytren-Kontraktur aufzeigen (Becker et al., 2016). Daher ist festzustellen, dass genetische Einflüsse die Prädisposition dieser Erkrankung erhöhen, aber diese nicht allein verursachen. Die Dupuytren-Kontraktur ist eine klassische multifaktorielle Erkrankung. Zu den weiteren möglichen Risikofaktoren, die mit einer erhöhten Wahrscheinlichkeit mit dem Ausbruch der Erkrankung in Zusammenhang stehen, zählen Diabetes mellitus, Alkohol und Nikotinkonsum sowie Epilepsie und schwere körperliche Belastung. Die Studienlage ist hierbei jedoch uneinig, da es sowohl Studien gibt, die einen direkten Zusammenhang mit

H. Müller et al., *Morbus Dupuytren*, essentials, https://doi.org/10.1007/978-3-662-66711-8_2

dem jeweiligen Risikofaktor sehen als auch Studien, die keinen Zusammenhang belegen. Gerade beim Arbeiten mit vibrierenden Maschinen wurde von Descatha et al. (2011) eine Korrelation auch in Verbindung mit einer Langzeitbelastung (Descatha et al., 2014) und der Dupuytren-Kontraktur nachgewiesen. Jedoch konnte ein kausaler Zusammenhang zwischen der Exposition an vibrierenden Maschinen und der Erkrankung nicht eindeutig hergestellt werden.

Hueston (Hueston & McFarlane, 1963) beschrieb erstmalig unter dem Begriff der Dupuytren-Diathese die Risikofaktoren, welche das Fortschreiten dieser Erkrankung ungünstig beeinflussen.

Modifiziert von Hindocha zählen darunter:

- das Auftreten vor dem 50. Lebensjahr,
- eine positive Familienanamnese,
- bilateraler Befall und
- Knuckle pads.

Hierbei weisen Knuckle pads (Abb. 3.10) unter den Risikofaktoren den höchsten Zusammenhang auf (Hindocha et al., 2006). Die Summe der einzelnen Faktoren gibt Aufschluss über das aggressive Voranschreiten der Dupuytren-Kontraktur und kann damit bei der Therapieplanung entsprechend berücksichtigt werden (Hindocha, 2018). Gerade bei bestehender Dupuytren-Diathese ist mit einer hohen Rezidivrate zu rechnen und daher sollte die Indikation zu operativen Eingriffen zurückhaltend gestellt werden.

Die Dupuytren-Kontraktur kann auch im Kindesalter auftreten (Kraus et al., 2012). Jedoch finden diese Fälle aufgrund ihrer Seltenheit in der Literatur kaum Beachtung und infolgedessen existieren hierüber keine Erkenntnisse der Langzeitverläufe nach Operationen.

Anatomie

3

Anatomische Kenntnisse über das subkutane fibröse Fasersystem der Hand sind eine wichtige Grundlage für eine adäquate Diagnosestellung und vor allem einer befundangepassten Therapie.

Die Aufgabe des subkutanen Fasersystems liegt in der Funktion der Hand begründet. Wenn es darum geht, Gegenstände in der Hand festzuhalten, zu fixieren, ist eine stabile nicht verschiebliche Handinnenfläche unabdingbar. Genau umgekehrt verhält es sich am Handrücken, wo die Haut sehr gut verschieblich ist und sich beim Faustschluss problemlos nach distal verschieben kann.

Der Aufbau des fibrösen Skeletts der Hand ist komplex und je nach anatomischer Region sehr unterschiedlich (Abb. 3.1).

Folgende Regionen lassen sich hierbei unterscheiden (Langer et al., 2017):

- Hohlhand
- Übergangsbereich Hohlhand – Finger
- Finger
- proximale Zone des Hypothenars
- streckseitige Haut über dem Fingermittelgelenk

Hohlhand:

Das Fasersystem der Hohlhand ist mehrschichtig aufgebaut:

- Die kurzen Grapow-Fasern (Abb. 3.2) verbinden die Haut mit der Palmaraponeurose und der Thenar- sowie Hypothenarfaszie (Grapow, 1887).

    Sind diese Fasern betroffen, kommt es als eines der frühesten Zeichen der Dupuytren-Kontraktur zu trichterförmigen Einziehungen der Haut, dem sogenannten Hugh-Johnson-Zeichen (Abb. 3.10), (Johnson, 1980).

H. Müller et al., *Morbus Dupuytren*, essentials, https://doi.org/10.1007/978-3-662-66711-8_3

Abb. 3.1 Palmarfläche der
Hand mit Darstellung der
Palmaraponeurose und des
fibrösen Skeletts der Finger
mit Gefäßen und Nerven.
(Abdruck mit freundl.
Genehmigung von M. F.
Langer)

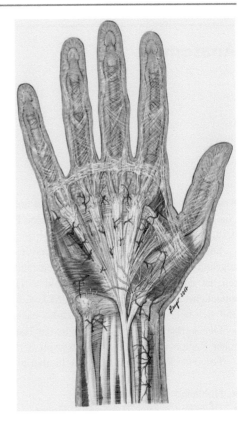

- Die Palmaraponeurose besteht aus einem Längsfasersystem (Fasciculi longitu-
  dinales) und einem Querfasersystem (Fasciculi transversi oder Skoog-Fasern).
  Sie stellt die wichtigste Grundstruktur des Fasersystems in der Hohlhand dar
  (Abb. 3.3).

  Die Längsfasern liegen am oberflächlichsten. Sind diese betroffen, zeigen
  sich die Knoten und Stränge fast nur in der distalen Hälfte der Palmaraponeurose.

  Die Querfasern liegen dorsal der Längsfasern und verlaufen auf Höhe
  des Kleinfingergrundgelenkes nach radial und zuletzt als Lig. commissurale transversum proximale bis zum Daumengrundgelenk. Diese Fasern sind
  im Fingerbereich fast nie betroffen, jedoch häufiger im Bereich der ersten
  Kommissur und des Daumens.

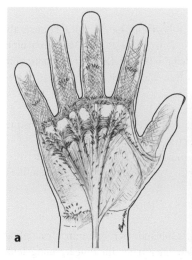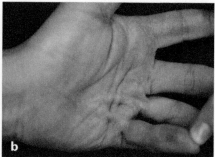

Abb. 3.2 a Verteilung der klinisch bedeutenden Grapow-Fasern an der Hand (*rot*). (Abdruck mit freundl. Genehmigung von M. F. Langer); **b** Einziehungen der Haut im Bereich der distalen Hohlhandquerfurche.

- Die Thenarfaszie:
  Diese Fasern verstärken sich zwischen dem Ansatz des M. flexor pollicis brevis am Retinaculum flexorum und der Grundgelenkskapsel des Daumens. In diesen Bereich strahlen auch Fasern der Palmaraponeurose ein. Sind diese Fasern betroffen, kann es zur Beugekontraktur im Grundgelenk und Einschränkung der Retroposition des Daumens kommen (Langer, 2016).
- Die Hypothenarfaszie:
  Hier kann sich einerseits an der Muskelfaszie des M. abductor digiti minimi ein ulnopalmar gelegener kräftiger Strang ausbilden, andererseits kann sich an der Sehne selbst ein Strang bilden (Barton-Strang).
- Die Septen nach Legueu und Juvara verlaufen trennwandähnlich längsgerichtet in die Tiefe und verbinden die Palmaraponeurose mit der Faszie der Interosseus-Muskulatur. Dabei trennen die insgesamt 9 Septen die Beugesehnen von den Gefäß-Nerven-Bündeln und Lumbricalis-Muskeln (Abb. 3.4), (Legueu, 1892).
- Die Volz-Faszien ziehen vom subkutanen Fasersystem in die Tiefe bis zum Knochen (Abb. 3.4).

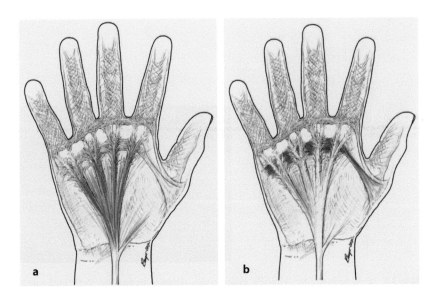

Abb. 3.3 **a** Fasciculi longitudinales der Palmaraponeurose (*rot*); **b** Fasciculi transversi (Skoog) (*rot*) mit dem Lig. commissurale transversum proximale zum Daumen verlaufend. (Abdruck mit freundl. Genehmigung von M. F. Langer)

Diese Fasern sind wichtig zur Befestigung des Faszienskeletts an der Hohlhand. Ein Befall von einer Dupuytren-Kontraktur wurde bis jetzt allerdings noch nicht beschrieben.

Übergangsbereich Hohlhand – Finger:
Dieser Bereich ist sehr komplex aufgebaut mit vielen Fasern, die in dieser Zone ihren Ursprung oder Ansatz haben.

- Die distalen Ausläufer der Längsfasern der Palmaraponeurose (Fasciculi longitudinales) verlaufen
  - als Grapow-Fasern zur palmaren Haut, vor allem zur distalen Hohlhand-Querfurche.
    Ein Befall dieser Fasern führt in Bereich der Querfurche zu tiefen Einsenkungen und wellenförmigen Aufwerfungen der Haut. Im Bereich der Finger zeigt sich der Befall an den Beugefurchen durch trichterförmige Einziehungen.

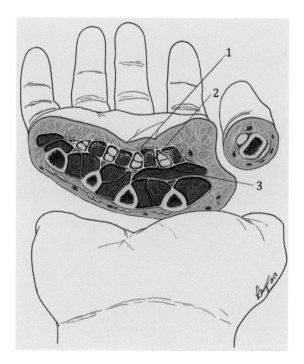

Abb. 3.4 Querschnitt durch die Hohlhandmitte mit Darstellung der Palmaraponeurose (**1**), der Septen nach Legueu und Juvara (**2**) sowie der Volz-Fasern zu den Metakarpalknochen (**3**). (Abdruck mit freundl. Genehmigung von M. F. Langer)

- – als Gosset-Fasern spiralförmig weiter nach distal in die Tiefe entlang beider Seiten der Beugesehnenscheide bis zum seitlichen Fingergrundlied (Abb. 3.5).
- – als Verlängerungen der Septen nach Legueu und Juvara über das A1-Ringband.
- • Das Ligamentum natatorium (Braune), welches als proximale Verbindung zwischen den Fingern dient und gleichzeitig die distale Begrenzung zur Handfläche darstellt (Abb. 3.6).

  Ist das Ligament von der Kontraktur befallen, kommt es zu Einschränkungen bei der Fingerspreizung und im weiteren Verlauf können sich die Finger sogar unterkreuzen.

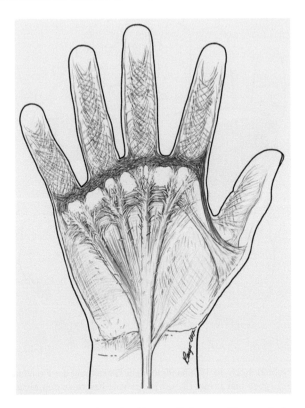

Abb. 3.5 Schematische Darstellung des fibrösen Skeletts am Finger mit den rot hervorge-
hobenen Gosset-Fasern. (Abdruck mit freundl. Genehmigung von M. F. Langer)

- Die Thomine Fasern, welche sich als retrovaskulär verlaufende Fasern nach
  distal fächerförmig zur seitlichen Haut des Fingers ausbreiten, (Abb. 3.7).
  Ein Befall dieser Fasern ist durch seitliche Einziehungen am Finger
  erkennbar.

Finger:
Im Fingerbereich sind die Faserstränge durchweg von der Haut mit den tieferen,
meist knöchernen Strukturen verbunden.

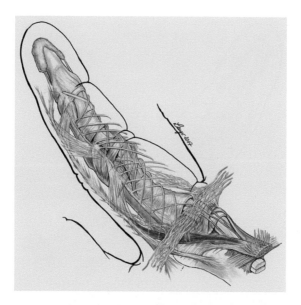

Abb. 3.6 Lig. natatorium (Braune) (rot) mit dem Lig. commissurale transversum distale (Grapow). (Abdruck mit freundl. Genehmigung von M. F. Langer)

- Die Grayson-Ligamente, welche diagonal über die Beugesehnenscheide verlaufen, verbinden die Haut mit einer fibrösen Periostverstärkung an den palmolateralen Kanten der Phalangen (Abb. 3.8).
  Sind diese Fasern befallen, kann es vor allem im Bereich des A3-Ringbandes zu kaum trennbaren Verwachsungen mit der Beugesehnenscheide kommen.
- Die Cleland-Ligamente verlaufen von der Haut zu den Seiten der Mittelgelenke und schwächer ausgeprägt auch zu den Endgelenken. Sie verlaufen dorsal der Gefäß-Nerven-Bündel (Abb. 3.9). Diese Fasern können auch auf Höhe des Mittelgliedes erkranken.
- Die längs verlaufenden Thomine-Fasern ziehen ebenfalls zur seitlichen Haut der Phalangen (Abb. 3.7).
  Bei einer Kontraktur dieser Fasern finden sich seitliche Verhärtungen am Grundglied und in Verbindung mit anderen Fasern können diese zur Beugekontraktur an Grund- und Mittelgelenk beitragen.

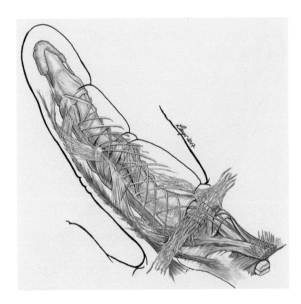

Abb. 3.7 Schematische Darstellung der Thomine-Fasern am Finger (rot). (Abdruck mit freundl. Genehmigung von M. F. Langer)

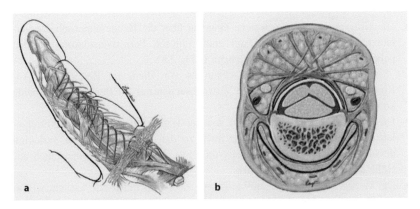

Abb. 3.8 **a** Grayson-Ligamente schematisch (*rot* und *grün*); **b** Schematische Darstellung der Grayson- und Cleland-Ligamente am Fingerquerschnitt. (Abdruck mit freundl. Genehmigung von M. F. Langer)

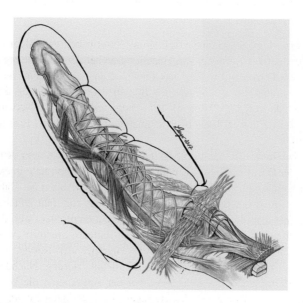

Abb. 3.9 Schematische Darstellung der Cleland-Ligamente (*rot*). (Abdruck mit freundl. Genehmigung von M. F. Langer)

Zusätzlich bestehen noch Areale außerhalb des o. g. fibrösen Faserskeletts der palmaren Hand, bei denen eine Dupuytren-Kontraktur auftreten kann:

- Das Hautareal über dem Os pisiforme und dem ulnopalmaren Handgelenk:
  Hier kann es zu trichterförmigen Einziehungen der Haut kommen, die als Hugh-Johnson-Zeichen beschrieben werden (Abb. 3.10) oder sogar zur Knotenbildung.
- Die Haut streckseitig über den Fingermittelgelenken:
  Hier können sich als ektope Fibromatose und weiteres klinisches Zeichen die Fingerknöchelpolster oder Knuckle pads ausbilden (Abb. 3.10). Diese sind eng mit der Haut und dem Mittelzügelansatz der Strecksehne verbunden.

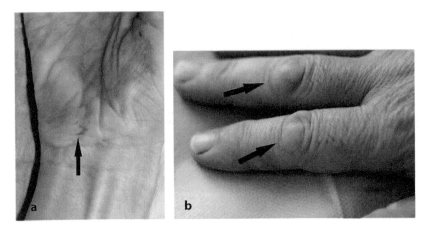

Abb. 3.10 **a** Hugh-Johnson-Zeichen im Bereich des Os pisiforme. (Abdruck mit freundl. Genehmigung von M. F. Langer); **b** Fingerknöchelpolster/Knuckle pads (Garrod-Knoten).

Diagnostik

4

4.1 Anamnese

Die Dupuytren-Kontraktur ist häufig eine Blickdiagnose und bedarf selten appa-
rativer Methoden zur Diagnosefindung. Im Vordergrund steht die klinische
Untersuchung mit Beurteilung der Gelenkkontrakturen, der Sensibilität der Finger
und des Daumens sowie die Durchblutungsbeurteilung. Im Allgemeinen kommen die Patienten mit ganz unterschiedlichen Stadien der Erkrankung zum Arzt.
Zumeist wird über eine langsam zunehmende Verschlechterung der Beweglichkeit des betroffenen Fingers berichtet. Hierbei beträgt die Erstmanifestation am
häufigsten um die fünfte Lebensdekade. In der Anamnese findet sich oft eine
familiäre Häufung, wo die Patienten über Angehörige berichten, bei denen diese
Erkrankung ebenfalls festgestellt wurde. Zusätzliche Risikofaktoren, die eine
Dupuytren-Kontraktur möglicherweise begünstigen, werden diskutiert, konnten
jedoch bis jetzt noch nicht in einen direkten kausalen Zusammenhang gebracht
werden.

4.2 Klinische Untersuchung

Typischerweise beginnt die Dupuytren-Kontraktur im Bereich der distalen Hohlhand mit einer Knotenbildung, die sich mit der Zeit zu einem Strang ausbildet.
Die darüberliegende Haut ist in diesem Bereich nicht mehr verschieblich. Für
gewöhnlich breitet sich die Strangbildung nach distal aus, welche zuerst zu einer
Beugekontraktur im Fingergrundgelenk und im weiteren Verlauf auch zu einer
Kontraktur im Mittelgelenk führt. Im Endstadium der Dupuytren-Kontraktur kann
es sogar zu einer Hyperextension im Fingerendgelenk kommen, was dem klinischen Bild einer Knopflochdeformität gleicht. Bei zunehmender Beugekontraktur

wirft sich im Bereich der distalen Hohlhand die Haut faltig auf und es können zusätzlich trichterförmige lokale Hauteinziehungen im Bereich der distalen
Hohlhandfurche oder der Fingerbeugefurchen entstehen.

Am häufigsten sind Ringfinger und Kleinfinger befallen. Hierbei spricht
man vom „ulnaren Typ". Deutlich seltener können auch Daumen und Zeigefinger betroffen sein, was als „radialer Typ" bezeichnet wird. Vornehmlich
kommt es dabei zur Adduktionskontraktur mit einer oftmals nur isolierten
Mittelgelenk-Kontraktur am Zeigefinger und begleitender Knotenbildung.

Die wichtigste Differentialdiagnose ist das Bogensehnenphänomen in der
Hohlhand durch Insuffizient des Palmaraponeurosen-Septen-Systems und des A1-
sowie des A2-Ringbandes. Die hervorstehenden und direkt subkutan verlaufenden Beugesehnen führen zu einer verstärkten Hornhautbildung und es kann ein
täuschend klassisches Bild einer Dupuytren-Kontraktur entstehen.

Bei der klinischen Untersuchung wird jeder Finger für sich untersucht
und der Schweregrad der Kontraktur mittels Finger-Goniometer und Messung
nach der Neutral-0-Methode durchgeführt. Zusätzlich gibt die Untersuchung des
Fingernagel-Handrücken-Abstandes sowie des Fingernagel-Hohlhand-Abstandes
Auskunft über die Schwere der Kontraktur. Als weiterer Test steht noch der
Table-Top-Test zur Verfügung, bei dem der Patient aufgefordert wird, die betrof-
fene Hand mit der Handfläche flach auf z. B. einen Tisch zu legen und alle Finger
auszustrecken. Lässt sich die Handfläche vor allem im Bereich der Fingergrund-
gelenke oder die Finger im Bereich der Mittelgelenke nicht plan auflegen, ist
der Test positiv (Hueston, 1982). Zusätzlich sollte jeder Finger noch auf eine
vorhandene Sensibilität und Durchblutung überprüft werden. Zur Klärung einer
adäquaten Durchblutung kann ergänzend eine Doppler-Untersuchung oder gar
Doppler-Sonographie durchgeführt werden.

Nachdem das Ausmaß der Beugekontraktur erfasst wurde, wird unter Zuhil-
fenahme der Klassifikation nach Tubiana (Tab. 4.1) der Kontrakturgrad definiert,
um eine entsprechende Therapiemaßnahme zu planen.

Tab. 4.1 Einteilung des Kontrakturgrades bei Morbus Dupuytren nach Tubiana.

Stadium 0	Keine Veränderungen
Stadium N	Knoten und Stränge der Hohlhand ohne Beugekontraktur
Stadium 1	Beugekontraktur des Fingers 0 bis 45°
Stadium 2	Beugekontraktur des Fingers 45 bis 90°
Stadium 3	Beugekontraktur des Fingers 90 bis 135°
Stadium 4	Beugekontraktur des Fingers >135°

4.3 Klassifikation nach Tubiana

Tubiana legte in seiner Klassifikation eine differenzierte Stadieneinteilung des Morbus Dupuytren fest, welche bis heute international akzeptiert ist (Tubiana et al., 1967). Hierbei wird die Beugekontraktur des gesamten Fingers bewertet, resultierend aus der Summe der Kontrakturen an Grund-, Mittel- und Endgelenk, unabhängig vom Grad der Kontraktur des einzelnen Fingergelenkes (Abb. 4.1). Eine gegebenenfalls auftretende Hyperextension im Endgelenk, wie sie im fortgeschrittenen Stadium der Fingerkontraktur auftreten kann, wird wie eine Beugekontraktur gewertet und der Gesamtkontraktur zugerechnet. Eine Beugekontraktur am Grund- und Endgelenk des Daumens wird analog zu den Fingern gewertet (Tab. 4.1).

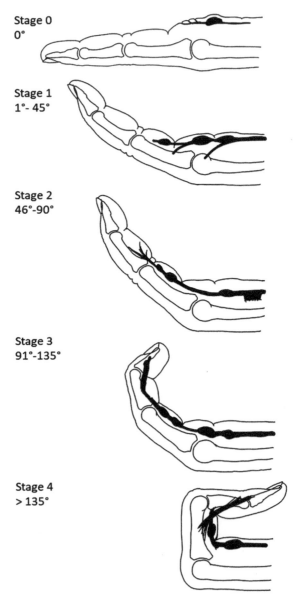

Abb. 4.1 Einteilung des Kontrakturgrades bei Morbus Dupuytren nach Tubiana am Lang-
finger. (Abdruck mit freundl. Genehmigung von M. F. Langer)

Therapie

5

Der Morbus Dupuytren als multifaktorielle Erkrankung mit erblicher Veranlagung und Hang zum Rezidiv stellt für den behandelnden Arzt eine therapeutische Herausforderung dar. Neben konservativen Therapiemethoden, die sich im Langzeitverlauf als nicht effektiv zeigten, gibt es minimal invasive Maßnahmen wie die Nadelaponeurotomie („Nadelfasziotomie") und die Applikation der Kollagenase Clostridium histolyticum, sowie die operativen Therapien, bei denen vor allem die partielle Aponeurektomie das Standardverfahren darstellt. Der Revisionseingriff verlangt aufgrund des erhöhten Schwierigkeitsgrades und möglicher Komplikationen in seiner Durchführung ein hohes Maß an Erfahrung.

5.1 Konservative Therapie

Konservative Therapiemaßnahmen wie Physiotherapie, Dimethylsulfoxid (DMSO) Injektionen, topische Applikation von Vitamin A und E oder Ultraschalltherapie stellen eine nur untergeordnete Rolle dar, weil ihr therapeutischer Nutzen bei der Behandlung des Morbus Dupuytren nicht eindeutig nachgewiesen werden konnte (Desai & Hentz, 2011; Hurst et al., 2009).

Kortisoninfiltration:
Ketchum und Donahue (2000) untersuchten in einer Studie die Wirkung des Steroids Triamcinolonacetonid an 75 Händen über einen Zeitraum von vier Jahren. Es wurden Patienten in einem frühen Kontrakturstadium (Tubiana N-1) mit durchschnittlich 3,2 Injektionen behandelt. Das Steroid wurde direkt in den Knoten injiziert. Daraufhin kam es zu einer deutlichen, aber unvollständigen Rückbildung der Knoten in 60–80 %. Bei 50 % der Patienten kam es innerhalb von drei Jahren wieder zu einem Rezidiv. Die Infiltration mit Kortison hat demnach zwar

eine Wirkung auf die Dupuytren-Knoten, jedoch nicht anhaltend, sodass mit einer hohen Rezidivrate zu rechnen ist.

Röntgenreizbestrahlung:
Eine weitere nicht operative Therapiemaßnahme ist die Röntgenreizbestrahlung. Mit diesem Verfahren wird versucht, ein Fortschreiten der Erkrankung durch Hemmung der Myofibroblasten aufzuhalten (Keilholz et al., 1996). Eine korrigierende Wirkung auf einen bereits bestehenden Kontrakturstrang besteht jedoch nicht. Daher findet dieses Therapieverfahren auch nur im frühen Stadium (Tubiana 0–1) der Dupuytren-Kontraktur ihre Anwendung. In einer systematischen Untersuchung der Studienlage zu diesem Verfahren, bei der 770 Dupuytren-Hände nach Bestrahlung analysiert wurden, konnte eine eindeutige Wirksamkeit dieser Behandlungsmethode jedoch nicht bewiesen werden. Auch konnte über mögliche Spätfolgen nach Strahlenbehandlung an der Hand keine Aussage getroffen werden (Kadhum et al., 2017).

5.2   Minimal invasive Therapie

Perkutane Nadelaponeurotomie:
Die perkutane Nadelaponeurotomie (PNA), im deutschsprachigen Raum auch als Nadelfasziotomie bekannt, stellt neben den offen chirurgischen Verfahren eine minimalinvasive Therapieoption in der Behandlung der Dupuytren-Kontraktur dar. Diese Methode findet hauptsächlich im Bereich der Hohlhand ihre Anwendung. In Lokalanästhesie wird hierbei mit einer Kanüle ein oder mehrere Aponeurosestränge durchtrennt.

Vorteile dieses Therapieverfahrens sind eine niedrigere Komplikationsrate sowie eine kürzere Rekonvaleszenzzeit (Foucher et al., 2003).

Nicht jede Dupuytren-Kontraktur kann mit dieser Methode behandelt werden. Daher ist für den therapeutischen Erfolg die richtige Indikationsstellung entscheidend.

Indikationen für eine PNA sind (Spies et al., 2016):

- ein singulärer, palpabler Strang in der Hohlhand, der bis zum Grundglied reicht, mit einer Beugekontraktur von 30° oder mehr im Fingergrundgelenk (Abb. 5.1)
- eine subkutane Lokalisation des Stranges, proximal der Hohlhandbeugefurche
- intakte Hautverhältnisse über dem Dupuytren-Strang

Abb. 5.1 Ein singulärer
Strang, der sich über das
Kleinfingergrundgelenk
erstreckt, welches eine
Beugekontraktur von
nahezu 90° aufweist.

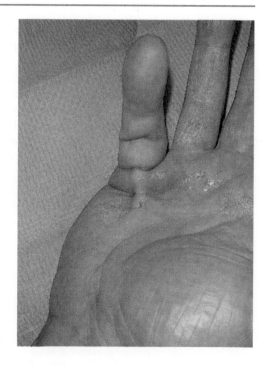

- eine mögliche vorbereitende Maßnahme einer Rezidiv-Kontraktur bei sekundärer offener Aponeurektomie

Die PNA sollte nicht durchgeführt werden bei Vorliegen eines breitbasigen Stranges, bei multiplen infiltrierenden Strängen sowie bei Hautinfektionen.

Bei der präoperativen Aufklärung muss neben den allgemeinen Risiken vor allem auf die erhöhte Rezidivrate im Vergleich zu offen chirurgischen Therapieverfahren sowie auf die Möglichkeit der Entwicklung eines komplex-regionalen Schmerzsyndroms (CRPS) hingewiesen werden (Foucher et al., 2003).

Die PNA kann unter ambulanten Bedingungen durchgeführt werden.

Zur OP-Vorbereitung erfolgt die Lagerung des Armes auf einem Armtisch mit anschließender Desinfektion und steriler Abdeckung des OP-Gebietes. Danach wird ein Lokalanästhetikum subdermal in kleinen Depots von 0,1 ml, beginnend auf Höhe der distalen Hohlhandbeugefurche nach proximal über dem palmaren Strang appliziert (Abb. 5.2). Hierbei sollte die Leitfähigkeit der angrenzenden

Nerven erhalten bleiben, um anschließend eine bessere Kontrolle der richtigen Kanülenplatzierung zu haben. Sollte es dabei zu elektrischen Sensationen kommen, muss die Kanüle neu platziert werden.

Die Aponeurotomie erfolgt transversal mittels einer Kanüle (18-, 20- oder 21-Gauge). Hierbei wird die Kanüle proximal der distalen Hohlhandbeugefurche und senkrecht über dem gut tastbaren Strang platziert. Nach Perforation der Haut kann der Strang durch den erhöhten Gewebewiderstand gut sondiert und gezielt angestochen werden. Die geschärften Kanten der Kanülenspitze zerschneiden dabei die Fasern des Aponeurosenstranges. Bei sicherer Platzierung der Kanüle wird diese fächerförmig bewegt, um dadurch den Strang komplett transversal zu durchtrennen (Abb. 5.3). Bei diesem Manöver ist es wichtig, gleichzeitig den betreffenden Finger stetig unter Traktion und Extension zu halten. Ist die Durchtrennung des Stranges an mehreren Stellen notwendig, sollte ein Mindestabstand

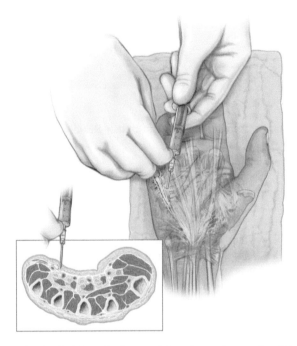

Abb. 5.2 Injektion des Lokalanästhetikums subdermal, um eine versehentliche Verletzung der neurovaskulären Strukturen zu vermeiden. (Aus Spies et al., 2016)

von 5 mm zwischen den Eintrittspforten eingehalten werden, um das Risiko von neurovaskulären Läsionen und Hauteinrissen zu vermeiden. Abschließend erfolgt die manuelle Aufdehnung bzw. das Aufbrechen noch intakter Strangfasern mit dosierter Kraftanwendung.

Für die Wundversorgung nach dem Eingriff ist ein Pflasterverband ausreichend. Die Hand soll im Alltag wieder sofort aktiv eingesetzt werden mit Belastungsaufbau. Zusätzlich wird die Anpassung eines Konfektionshandschuhs (Abb. 5.4) noch am Tag des Eingriffes empfohlen, welcher dann für drei bis sechs Monate zur Nacht getragen werden kann. Sollte der Finger im Verlauf wieder

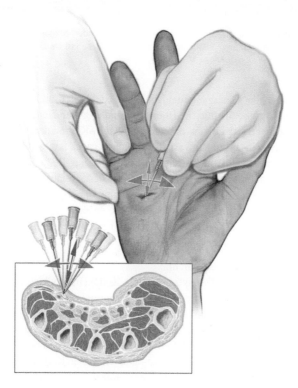

Abb. 5.3 Die Kanüle wird senkrecht zum Strang sicher platziert und kann dann im Strang fächerförmig bewegt werden. Bei diesem Manöver muss auf elektrisierende Schmerzsensationen geachtet werden. (Aus Spies et al., 2016)

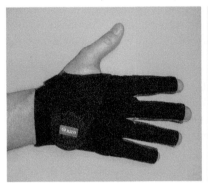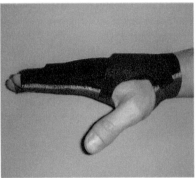

Abb. 5.4 Konfektionshandschuh mit streckseitig einliegenden Schienen, die für den operierten Finger individuell angepasst werden können und diesen in einer Streckstellung fixieren.

in eine zunehmende Flexionsstellung geraten, ist eine zusätzliche physiotherapeutische und ergotherapeutische Übungsbehandlung der Hand sinnvoll. Diese Maßnahmen können jedoch eine erneute Dupuytren-Kontraktur nicht aufhalten.

Die PNA ist ein minimalinvasives Verfahren, welches als Therapieoption bei o. g. Indikationen dient und in der Primär- und Rezidivbehandlung der Dupuytren-Kontraktur seine Anwendung findet. Dieses relativ einfach durchführbare Verfahren ist vor allem für die Behandlung niedriger Kontraktur-Stadien (Tubiana 1–2) vorgesehen. Mit dieser Technik erreicht man unter minimalem Aufwand rasch ein gutes klinisches Ergebnis mit einer schnellen Rekonvaleszenz. Als Nachteil ist hierbei die erhöhte Rezidivrate zu werten.

Kollagenase Clostridium histolyticum:
Die Therapie des Morbus Dupuytren mittels Kollagenase Clostridium histolyticum stellt neben der perkutanen Nadelaponeurotomie eine weitere minimalinvasive Therapiemöglichkeit dar. Mit der Applikation von Kollagenase verfolgt man das Ziel, Peptidbindungen hydrolytisch zu spalten und somit Kollagene abbauen zu können. Die im Handel erhältlichen Kollagenasen bestehen aus einer Kombination von Klasse 1 Kollagenase- und Klasse 2 Kollagenase-Isoformen, welche untereinander synergistisch wirken (Holzer & Holzer, 2011). Die Kollagenase wirkt auf alle Kollagentypen, wobei die geringste Wirkung bei Typ 4 Kollagen auftritt, welches sich vor allem in den Membranen von Blutgefäßen und im Perineurium peripherer Nerven befindet. Eine Beeinträchtigung an diesen Gewebestrukturen nach Injektion von Kollagenase konnte nicht festgestellt

werden (Rydevik et al., 1985, 1989). Im Frühjahr 2011 wurde erstmals eine aus dem Bakterium Clostridium histolyticum gewonnene Kollagenase zur Behandlung der Dupuytren-Kontraktur für Europa zugelassen. Aktuell ist jedoch diese Kollagenase nicht mehr in Europa erhältlich und muss bei Bedarf außerhalb der EU bestellt werden. Bereits 1996 wurde von Starkweather die Kollagenase Clostridium histolyticum zur Behandlung der Dupuytren-Kontraktur in einer In-vitro-Studie vorgestellt und dann von Hurst kontinuierlich weiterentwickelt (Hurst et al., 2009; Starkweather et al., 1996). In einer Übersichtsarbeit von Chen et al. (2011) wurde die Rezidivrate von operativen und nicht operativen Verfahren miteinander verglichen. Hierbei konnte aufgezeigt werden, dass die Rezidivrate bei der perkutanen Nadelaponeurotomie signifikant höher war als bei der partiellen Aponeurektomie und die Rezidivrate bei der partiellen Aponeurektomie signifikant höher war als bei der Kollagenase-Injektion. In einer 5-Jahres-Nachuntersuchungsstudie von Peimer et al. (2015) konnte wiederum eine vergleichbare Rezidivrate zwischen der Behandlung mit Kollagenase und operativen Standardverfahren aufgezeigt werden. Aktuell wird in England eine DISC-Studie hierzu durchgeführt, eine zweiarmige, randomisierte, kontrollierte Parallelgruppenstudie, die eine solide Antwort auf die Frage nach der Wirksamkeit von Kollagenase im Vergleich zur chirurgischen Therapie bei der Behandlung der Dupuytren-Kontraktur geben soll (Dias et al., 2021).

Nicht jede Dupuytren-Kontraktur kann mit dieser Methode behandelt werden. Daher ist auch hier für den therapeutischen Erfolg die richtige Indikationsstellung entscheidend.

Indikationen für eine Behandlung mit der Kollagenase Clostridium histolyticum:

- Der Patient muss über 18 Jahre alt sein.
- Der Kontraktur-Strang sollte gut palpabel sein.
- Kontrakturen im Fingergrundgelenk zwischen 20 und 100°.
- Kontrakturen im Fingermittelgelenk zwischen 20 und 80°.
- Bei Rezidiven: Gesamtbeugekontraktur >25° mit gut palpablem und abgrenzbarem Strang.

Bei bestehender Schwangerschaft oder einer Hypersensitivität gegenüber Kollagenasen ist diese Behandlung kontraindiziert. Auch soll dieses Verfahren nicht unter Einnahme von Antikoagulantien durchgeführt werden. Wie bei einem chirurgischen Eingriff sind entsprechende Vorbereitungen (pausieren, Bridging) zu treffen.

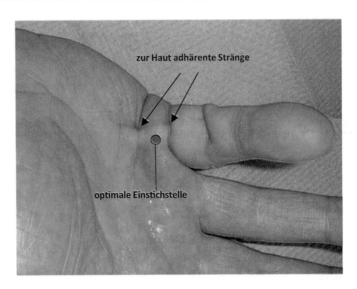

Abb. 5.5 Aufsuchen der optimalen Einstichstelle ohne Hautadhärenzen.

Im Rahmen der präoperativen Aufklärung muss neben den allgemeinen Risiken vor allem auf das Auftreten von Hauteinrissen bei der Aufdehnung (Abb. 5.7) sowie der Möglichkeit eines Rezidivs hingewiesen werden. Auch können wiederholte Injektionen notwendig werden (maximal drei Injektionen am gleichen Strang innerhalb von vier Wochen). Als häufig unerwünschte Nebenwirkungen sind lokale Schwellung, Rötung oder Schmerzen im Bereich der Einstichstelle zu nennen.

Zur Vorbereitung erfolgt die Lagerung des Armes auf einem Armtisch mit anschließender Desinfektion des Kontrakturstranges. Die optimale Injektionsstelle findet sich zumeist im mittleren Drittel des Stranges (Abb. 5.5). Dabei ist darauf zu achten, dass der Strang an dieser Stelle nicht zur Haut adhärent ist. Die Infiltration mit einem Lokalanästhetikum wird nicht empfohlen, weil dadurch das Gewebe „aufgetrieben" und die anatomischen Strukturen „verzerrt" werden könnten. Auch bleibt somit die Leitfähigkeit der angrenzenden Nerven erhalten und es besteht eine bessere Kontrolle bei der Kanülenplatzierung. Nachdem nun die Kanüle im Strang platziert wurde, muss vor der Applikation die korrekte Lage kontrolliert werden. Durch leichtes Bewegen des beteiligten Fingers kann eine zu tiefe Platzierung in der Beugesehne detektiert werden. Nach Sicherstellung der korrekten Lage der Nadel wird ein Drittel der Dosis in den Strang injiziert.

Danach wird unter Belassen der Nadel unter der Haut ein weiteres Drittel jeweils 2–3 mm proximal und distal der zentralen Einstichstelle injiziert (Abb. 5.6). Während dieser Prozedur muss der Strang kontinuierlich unter Spannung gehalten werden. Eine Überwachung des Patienten über 30 Minuten zur Erfassung einer möglichen allergischen Reaktion auf die Kollagenase sollte im Anschluss noch erfolgen.

Die Aufdehnung des Stranges sollte erst 24 h nach Injektion erfolgen. Zuerst wird die Infiltration mit einem Lokalanästhetikum im Bereich des betroffenen Fingers durchgeführt. Anschließend Positionierung des Handgelenkes in ca. 60° Beugestellung, um die Beugesehnen zu entspannen. Danach Aufdehnung des betroffenen Fingers mit mäßigem Druck für ca. 10 bis 20 Sekunden. Sollte die

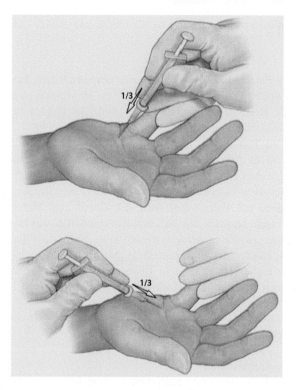

Abb. 5.6 Injektion von jeweils einem Drittel der Dosis 2–3 mm proximal und distal der initialen Einstichstelle. (Aus: Arora et al., 2016)

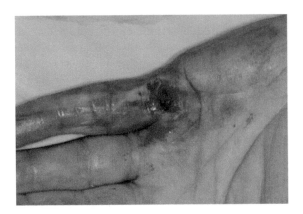

Abb. 5.7 Hauteinriss nach Aufdehnung des Kleinfingergrundgelenkes. (Aus: Arora et al., 2016)

Streckung des Fingers beim ersten Mal nicht erfolgreich sein, kann dies einen zweiten oder dritten Versuch im Abstand von 5 bis 10 Minuten nach sich ziehen, ohne dabei die Kraft zu erhöhen. Bei Aufdehnung des Fingermittelgelenkes ist das Fingergrundgelenk in gebeugter Stellung zu halten.

Sollte es im Rahmen der Aufdehnung zu Hauteinrissen gekommen sein (Abb. 5.7), wird die Anlage eines sterilen Wundverbandes notwendig. Die Hand soll im Alltag wieder sofort aktiv eingesetzt werden mit Belastungsaufbau sowie aktiven und passiven Extensionsübungen. Zusätzlich wird die Anpassung einer Lagerungsschiene mit Extensionsstellung des Grund- und Mittelgelenkes des betroffenen Fingers noch am Tag des Eingriffes empfohlen, welche dann für vier bis sechs Monate zur Nacht getragen werden sollte. Sollte der Finger im Verlauf wieder in eine zunehmende Flexionsstellung geraten, ist eine zusätzliche physiotherapeutische und ergotherapeutische Übungsbehandlung der Hand sinnvoll, in der Regel jedoch ohne Einfluss auf die Kontrakturzunahme.

5.3   Operative Therapie

Segmentale Aponeurektomie:
Bei dem von Moermans (1991) beschriebenen Verfahren werden kleine bogenförmige Hautinzisionen von ca. 1,5 cm Länge im Verlauf des Kontrakturstranges an der Hohlhand und ggf. auch am Finger durchgeführt. Anschließend werden

kleine Strangsegmente reseziert, während der restliche Strang in situ belassen wird. Der betreffende Finger wird dabei stetig unter Spannung gehalten, bis sich dieser wieder komplett strecken lässt. Diese operative Technik ist aufgrund der partiellen Hautunterminierung und nur begrenzt möglichen Darstellung der Gefäß-Nerven-Bündel im Dupuytren-Gewebe recht anspruchsvoll und nicht für fortgeschrittene Kontrakturstadien geeignet. Moermans konnte in einer durchgeführten Langzeitnachuntersuchung feststellen, dass dieses Operationsverfahren zu einer dauerhaften Korrektur der Kontraktur führte und ähnliche Ergebnisse zu anderen chirurgischen Verfahren aufweise (Moermans, 1996).

Totale Aponeurektomie:
Mc Indoe und Beare (1958) beschrieben in ihrer Abhandlung das operative Vorgehen bei der totalen Aponeurektomie. Auch sie beginnen die Präparation an der Hohlhand, ziehen dann den Aponeurosestrang nach distal und präparieren diesen an den Fingern weiter aus. Sie erläutern auch ausführlich das Vorgehen der Blutstillung und lassen hierfür sogar den Anästhesisten den Blutdruck senken. Durch die großen Wundflächen infolge der Präparation und Resektion resultierten auch postoperative Komplikationen. Im Verlauf zeigten sich bei Nachuntersuchungen höhere Komplikationsraten (Hämatome, Hautnekrosen) gegenüber der partiellen Aponeurektomie. Daher wird dieses Verfahren im deutschsprachigen Raum heutzutage nur noch selten angewandt.

Dermatoaponeurektomie:
Bei diesem Operationsverfahren wird an dem bestehenden Dupuytren-Strang eine komplette Resektion von der Haut und dem darunterliegenden Stranggewebe durchgeführt. Danach wird der bestehende Hautdefekt mit einem Vollhauttransplantat gedeckt. Ein Vorteil dieses Verfahrens ist die sehr niedrige Rezidivrate (Armstrong et al., 2000). Jedoch bestehen bei diesem Verfahren auch deutliche Nachteile wie eine höhere Komplikationsrate, ein Versagen oder schlechte Anpassung von Farbe und Textur des Hauttransplantates, Narbenbildung an der Entnahmestelle sowie eine deutlich längere Rekonvaleszenz.

Partielle Aponeurektomie:
Die partielle Aponeurektomie kann trotz ihrer hohen Invasivität weiterhin als Goldstandard in der operativen Behandlung der Dupuytren-Kontraktur genannt werden. Denn bei den minimalinvasiven Therapieverfahren konnte durch Nachuntersuchungen nach einem Jahr keine signifikante Verbesserung der Rezidivrate im Vergleich zur offenen chirurgischen Therapie aufgezeigt werden (Diaz & Curtin, 2014; Wolfe et al., 2021). Die weit verbreitete Bezeichnung „partielle Aponeurektomie" beschreibt das Therapieverfahren jedoch nur ungenau. Die

Bezeichnung „radikale regionale Aponeurektomie und Retinakulektomie" wäre hier zutreffender.

Vor der Entscheidung, ob ein minimalinvasives oder chirurgisches Vorgehen indiziert ist, steht die ausführliche klinische Untersuchung. Zeigt sich hierbei eine fortgeschrittene Kontraktur mit Bewegungseinschränkung an ein oder mehreren Fingern mit Beteiligung der Fingermittel- und Endgelenke (Tubiana 3 und 4), besteht häufig die Indikation zur chirurgischen Therapie. Mit minimalinvasiven Maßnahmen würde man in der Regel nicht mehr das gewünschte Therapieziel erreichen können (Spanholtz & Giunta, 2012).

Im Rahmen der präoperativen Aufklärung muss der Patient neben den allgemeinen Operationsrisiken auch über eine möglicherweise bleibende Bewegungseinschränkung durch Narbenkontrakturen, verbleibende Hautdefekte, Durchblutungsstörungen nach Gefäßverletzungen, Nervenverletzungen bis hin zum kompletten Verlust des Fingers aufgeklärt werden.

Die Operation erfolgt in Plexus- oder Allgemeinanästhesie und die Lagerung des Patienten in Rückenlage mit ausgelagerter Hand auf dem Armtisch. Die Anlage einer Oberarm-Druckmanschette mit 250 bis 300 mmHg und Oberarmblutleere sind für eine gute Sicht in den Operationssitus obligat. Die Nutzung einer Lupenbrille ist für diesen operativen Eingriff zwingend erforderlich. Die Verwendung einer Bleihand zur besseren Fixierung der Finger ist empfehlenswert. Die Schnittführung erfolgt bei einer geringen Kontraktur nach Bruner oder Mini-Bruner, bei stärkeren Kontrakturen über Z-Plastiken oder YV-Plastiken nach Palmèn (Abb. 5.8). Zuerst wird proximal der Dupuytren-Strang dargestellt sowie beidseitig davon das Gefäß-Nerven-Bündel aufgesucht. Danach wird das jeweilige Gefäß-Nerven-Bündel nach distal verfolgt und vom Dupuytren-Strang abgegrenzt. Nachdem alle Strukturen eindeutig definiert wurden, erfolgt nun die Resektion des Stranges (Abb. 5.9). Beginnend von proximal nach distal wird dieser möglichst vollständig reseziert (Abb. 5.10). Beim Ablösen des Stranges entlang der Beugesehnenscheide ist vor allem im distalen Anteil auf die Unversehrtheit der Ring- und Kreuzbänder zu achten (Abb. 5.11), (Spanholtz, 2013). Das gewonnene Präparat wird zur histologischen Untersuchung und Diagnosesicherung eingesandt. Anschließend wird der Finger aktiv in die volle Streckung gebracht, um das Ergebnis nach Resektion zu beurteilen. Teilweise kann noch eine Beugekontraktur vor allem im Fingermittelgelenk verbleiben, sodass hier eine zusätzliche Arthrolyse erforderlich wird (Hohendorff et al., 2016).

Zeigt sich bei der klinischen Prüfung eine noch bestehende Beugekontraktur von >20° im Fingermittelgelenk, ist die Arthrolyse indiziert, um eine vollständige Streckung zu erreichen. Die Arthrolyse wird in sechs aufeinander folgenden

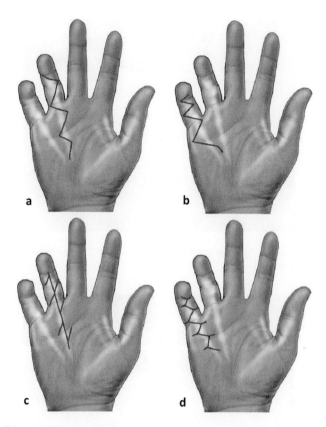

Abb. 5.8 Die verschiedenen Schnittführungen: **a** Bruner; **b** Mini-Bruner; **c** multiple Z-Plastiken (Iselin); **d** YV-Plastiken nach Palmèn. (Abdruck mit freundl. Genehmigung von M. F. Langer)

Schritten stufenweise erweitert, bis die vollständige Streckung des Fingermittelgelenkes möglich ist. Hierbei ist jedoch darauf zu achten, dass keine Instabilität erzeugt wird.

- Zuerst werden die Grayson- und Cleland-Ligamente radial- und ulnarseitig der Beugesehnenscheide durchtrennt (Abb. 5.12).
- Im nächsten Schritt erfolgt die quer verlaufende Inzision der Beugesehnenscheide am distalen Rand des A2-Ringbandes (Abb. 5.13).

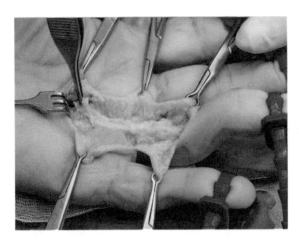

Abb. 5.9 Präparierter Aponeurosestrang, der noch in der Tiefe adhärent ist. Beginn der Resektion von proximal.

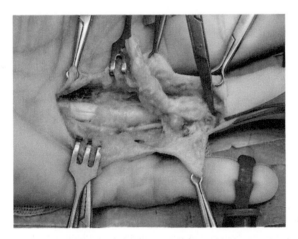

Abb. 5.10 Ablösung des Aponeurosestranges von proximal nach distal unter Schonung der Beugesehnen, Ringbandstrukturen und Gefäß-Nerven-Bündeln.

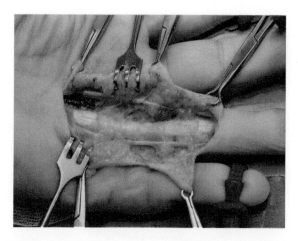

Abb. 5.11 OP-Situs nach Resektion des Dupuytren-Stranges mit dargestellten Gefäß-Nerven-Bündeln, freiliegender Beugesehnen und umhüllenden Ringbandstrukturen.

- Im dritten Schritt werden die Zügelbänder distal des Arcus digitopalmaris proximalis durchtrennt (Abb. 5.14).
- Danach erfolgt die Durchtrennung der akzessorischen Seitenbänder (Abb. 5.15).
- Sollte die Streckung des Fingers bis dahin immer noch nicht möglich sein, wird die palmare Platte proximal abgelöst (Abb. 5.16).
- Und zuletzt erfolgt das Ablösen der palmaren Platte bis zur Insertion an der Mittelgliedbasis (Abb. 5.17).

Nachdem wieder die volle Streckung des jeweiligen Fingers erlangt wurde, erfolgt die ausgiebige Spülung und Kontrolle auf Bluttrockenheit. Anschließend wird der adaptierende Hautverschluss in Einzelknopftechnik durchgeführt. Sollte es hierbei zu einer erhöhten Hautspannung oder gar einem Hautdefekt kommen, kann die Verwendung von Lappenplastiken oder einer Vollhauttransplantation zur Hautdeckung notwendig werden. Eine weitere Möglichkeit stellt die open-palm-technique nach McCash (1964) dar, bei der die Wunde in der Hohlhand offen bleibt, um über eine ausreichende Weichteildeckung an den Fingern zu verfügen (Abb. 5.18). Dieses Vorgehen bedarf jedoch einer längeren Nachbehandlungszeit und wird heutzutage nur noch in besonderen Fällen angewandt. Nach erfolgtem Wundverschluss wird ein Kompressions-Wundverband sowie eine Gipsschiene angelegt.

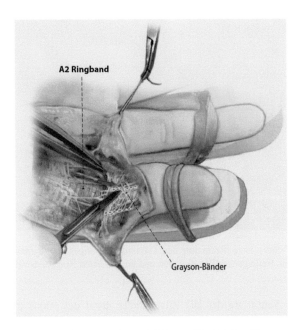

Abb. 5.12 Schritt 1: Durchtrennen der verbliebenen Hautbänder (Grayson und Cleland-Ligamente) radial und ulnar der Beugesehnenscheide (*Pfeil*). (Aus Hohendorff et al. (2015)

Im Rahmen der Nachbehandlung sollte der erste Verbandswechsel am ersten postoperativen Tag erfolgen. Hierbei wird die angelegte Gipsschiene wieder entfernt und die aktive Beübung eingeleitet. Bei der Wund- und Befundkontrolle sollte auch die Sensibilität und Durchblutung überprüft werden. Zum Erhalt der wiedererlangten Streckung im jeweiligen Finger ist eine frühfunktionelle Nachbehandlung sowie eine zügige physio- und handergotherapeutische Übungsbehandlung sinnvoll und notwendig. Zusätzlich kann bei Anzeichen einer erneuten Beugestellung des Fingers die Verordnung einer Nachtlagerungsschiene notwendig werden (Abb. 5.19).

Nach diesem Eingriff können postoperative Komplikationen wie Wundheilungsstörungen, ein postoperativer Wundinfekt, eine verbleibende Sensibilitätsstörung oder Durchblutungsstörung sowie im weiteren Verlauf eine Rezidiv-Kontraktur oder gar ein CRPS auftreten (Cheung et al., 2015). Von Green und Mc Farlane werden Komplikationsraten von 17 %, beziehungsweise 17 bis 19 % nach einem operativen Eingriff bei Morbus Dupuytren beschrieben (Richter,

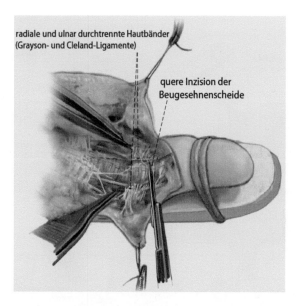

radiale und ulnar durchtrennte Hautbänder
(Grayson- und Cleland-Ligamente)

quere Inzision der
Beugesehnenscheide

Abb. 5.13 Schritt 2: Eröffnen der Beugesehnenscheide durch quere Inzision am distalen Rand des A2-Ringbandes (*Pfeil*). (Aus Hohendorff et al. (2015)

2015). Denkler (2010) untersuchte in einer groß angelegten Literaturrecherche über einen Zeitraum von 20 Jahren (1988 bis 2008) die Komplikationsrate nach Aponeurektomie bei Morbus Dupuytren und kam hierbei zu folgenden Ergebnissen:

- Gesamtkomplikationsrate zwischen 3,6 und 39,1 %
- Wundheilungsstörung: 22,9 %
- Entzündungsreaktion: 9,9 %
- CRPS: 5,5 %
- Nervenverletzungen: 3,4 %
- Infektionen: 2,4 %
- Hämatom: 2,1 %
- Arterienverletzungen: 2 %

Bei der chirurgischen Therapie zur Behandlung der Dupuytren-Kontraktur können intraoperative und postoperative Komplikationen auftreten. Dessen muss sich sowohl der Chirurg als auch der Patient bewusst sein. Jedoch ist dieses invasive

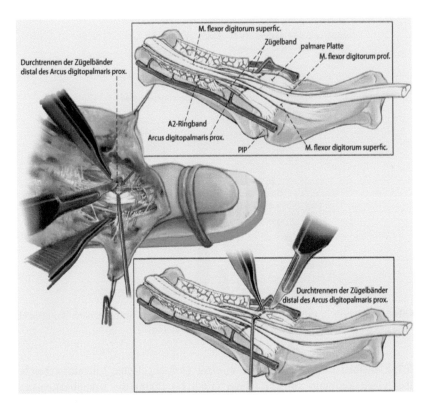

Abb. 5.14 Schritt 3: Durchtrennen der Zügelbänder distal des Arcus digitopalmaris proximalis (*Pfeil*), PIP proximales Interphalangealgelenk. (Aus Hohendorff et al. (2015)

Therapieverfahren weiterhin ein probates Mittel, um die Rezidivrate niedrig zu halten.

Der Rezidiveingriff:
Da es sich beim Morbus Dupuytren um eine Systemerkrankung handelt, ist mit einer erhöhten Rezidivrate zu rechnen, mitunter sogar bis zu 100 % (Mc Grouther, 2005). Je nach Therapieverfahren fallen die Rezidivraten unterschiedlich hoch aus. Durchgeführte Metaanalysen ergaben hierbei nach Applikation von Kollagenase eine Rezidivrate von 35 % (Peimer et al., 2015), bei der Nadelaponeurotomie 85 % und bei der partiellen Aponeurektomie 21 % nach 5 Jahren

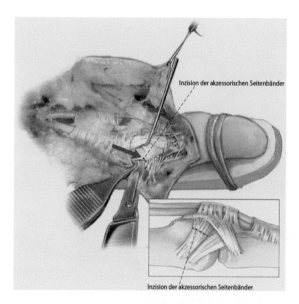

Abb. 5.15 Schritt 4: Durchtrennen der akzessorischen Seitenbänder (*Pfeil*). (Aus Hohendorff et al. (2015)

(van Rijssen et al., 2012). Um überhaupt von einem Rezidiv sprechen zu können, müssen verschiedene Kriterien erfüllt sein, welche bei einer internationalen Konsensuskonferenz festgelegt wurden (Felici et al., 2014).

Ein Dupuytren-Rezidiv definiert sich als:

- erneute Beugekontraktur von mehr als 20°,
- bei mindestens einem voroperierten Gelenk,
- mit vorhandenem tastbarem Strang,
- verglichen mit dem Ergebnis 6 bis 12 Wochen nach der Erstoperation.

Die operative Therapie eines Rezidivs stellt den Chirurgen vor große Herausforderungen. Nicht selten bestehen infolge des Primäreingriffes Probleme am Operationssitus, welche besondere Risiken beim Rezidiveingriff zur Folge haben (Tab. 5.1).

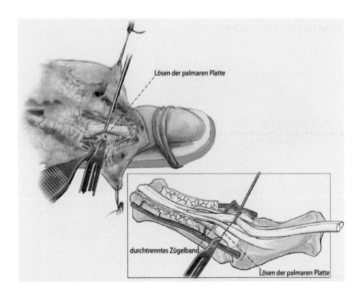

Abb. 5.16 Schritt 5: Lösen der palmaren Platte proximal (*Pfeil*). (Aus Hohendorff et al. (2015)

   Die Indikation zum Revisionseingriff wird anhand des klinischen Befundes unter Berücksichtigung der individuellen Bedürfnisse des Patienten gestellt. Kontraindikationen hierbei sind eine nur geringe Funktionseinschränkung sowie ein hohes Risiko, dass der Eingriff in einer Amputation des Fingers endet. Auch können zu schlechte Weichteilverhältnisse mit starken Verwachsungen und Vernarbungen sowie eine unzureichende Möglichkeit der Weichteildeckung einen Revisionseingriff unmöglich machen. Nach einem bereits durchgeführten Revisionseingriff ist die Indikation für einen zweiten oder gar dritten Revisionseingriff äußerst kritisch zu stellen.
   Auch sollte ein solcher Eingriff nach bereits durchgeführter Primäroperation tendenziell erst nach einem Jahr erfolgen, da bis zu diesem Zeitpunkt eine ausreichende Narbenreifung zu erwarten ist und eine Verbesserung der Handfunktion physiotherapeutisch erarbeitet werden konnte.
   Folgende therapeutische Verfahren können bei einer Rezidiv-Kontraktur zum Einsatz kommen:

Revisionschirurgischer Eingriff:

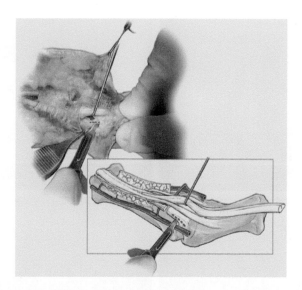

Abb. 5.17 Schritt 6: Ablösen der palmaren Platte bis zur Insertion an der Mittelgliedbasis (*Pfeil*)(Aus(Pfeil). (Aus Hohendorff et al. (2015)

Der Revisionseingriff verlangt eine fundierte Vorplanung der Operation und ein standardisiertes strategisches Vorgehen, um das Komplikationsrisiko deutlich zu minimieren. Denn gerade bei diesem therapeutischen Verfahren besteht ein hohes Risiko für Gefäß- und Nervenverletzung bis zum Verlust des Fingers. Vor der eigentlichen Operation ist es wichtig, anhand des klinischen Befundes den Weichteilverschluss zu planen und danach den entsprechenden Zugangsweg zu wählen. Hierfür finden meistens Z-Plastiken, VY-Plastiken oder Transpositionslappen (Abb. 5.20) ihre Anwendung.

Nach dem Hautschnitt wird primär das Gefäß-Nerven-Bündel dargestellt, um sich einen Überblick über dessen Verlauf zu verschaffen. Hierzu wird in einem narbenfreien Areal mit der Präparation begonnen. Im nächsten Schritt erfolgt dann die Resektion von Narben- und Stranggewebe unter Schonung der Ringbänder und Sehnenscheiden. Ist dies erfolgt, wird der betreffende Finger auf vollständige Streckung überprüft. Sollte dies noch nicht der Fall sein, muss zumeist die Arthrolyse des Fingermittelgelenkes erfolgen. Hier wird das systematische Vorgehen wie bereits beim Primäreingriff beschrieben angewandt (Abb. 5.12 bis 5.17). Dabei ist es wichtig, eine Gelenkinstabilität zu vermeiden.

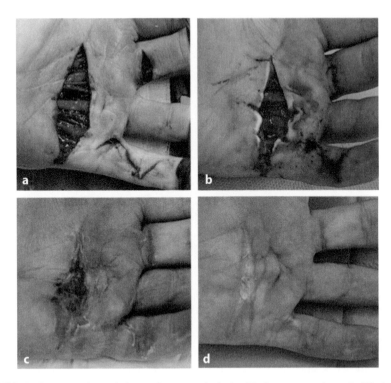

Abb. 5.18 open-palm-technique: **a** intraoperativ; **b** eine Woche postoperativ; **c** vier Wochen postoperativ; **d** acht Wochen postoperativ.

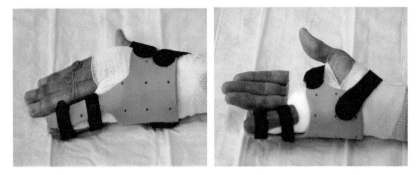

Abb. 5.19 Postoperativ individuell angefertigte Lagerungsschiene, um den operierten Finger in Extensionsstellung zu halten (li: von dorsal, re: von palmar).

Tab. 5.1 Probleme bei einer Rezidiv-Kontraktur. (Aus Pillukat et al., 2017)

Probleme nach Primäreingriff	Risiken beim Rezidiveingriff
Narbenbildung, Fibrosierung, Verlust des Subcutangewebes	Wundheilungsstörungen, Wundrandnekrosen
Hautschrumpfung durch Verkürzung	Fehlende Weichteildeckung in Streckstellung des Fingers
Bestehende Schädigungen an Gefäßen und Nerven	Zunahme der Durchblutungs- und Sensibilitätsstörung
Narbige Verwachsungen an den Gefäß-Nerven-Bündeln	Verletzungen mit Durchblutungsstörungen bis zum Verlust des Fingers, komplette Taubheit des Fingers
Bestehende Verletzungen der Ringbänder, narbige Verwachsungen der Beugesehnen	Bogensehnenphänomen
Arthrogene Kontraktur der Fingermittelgelenke	Verbleibende Kontraktur oder Instabilität des Gelenkes
Trophische Störung des Fingers	CRPS

Wenn nach der Arthrolyse immer noch eine Beugekontraktur besteht, müssen die Beugesehnen genauer untersucht werden, da es bei länger bestehender Kontraktur zu Verkürzungen der Beugemuskulatur kommen kann (Crowley & Tonkin, 1999). Bei einer verkürzten oberflächlichen Beugesehne kann diese am Ansatz leicht gelöst werden. Bei einer verkürzten tiefen Beugesehne kann eine Stufentenotomie als chirurgische Maßnahme erwogen werden, um eine vollständige Streckung wieder zu erzielen. Sollten Adhäsionen im Gleitkanal bestehen, muss zusätzlich eine Tenolyse durchgeführt werden.

Der Hautverschluss erfolgt anhand der durchgeführten und bereits vorab geplanten Schnittführung mittels Direktverschluss, Z-Plastik oder Verschiebelappenplastik.

Danach wird ein Kompressionsverband mit hohlhandseitiger Stahlwolle sowie eine dorsale Unterarm-Gipsschiene einschließlich den Fingern mit Funktionsstellung im Handgelenk und Streckstellung der Finger angelegt. Dieser Eingriff erfolgt gewöhnlich unter stationären Bedingungen, sodass direkt postoperativ Physiotherapie sowie regelmäßige Durchblutungskontrollen durchgeführt werden können. Am ersten postoperativen Tag wird eine Sandwich-Nachtlagerungsschiene (Abb. 5.19) angepasst, die für die folgenden 6 Monate zur Nacht zu tragen wäre. Zum Erhalt der wiedererlangten Streckung im jeweiligen Finger ist eine ambulante Fortführung der physio- und handergotherapeutischen

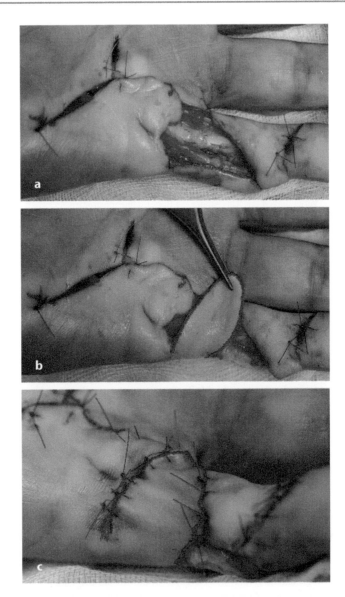

Abb. 5.20 Transpositionslappenplastik: **a** Zone ohne Hautdeckung mit Ausgangslage des vorgesehenen Transpositionslappens; **b** Einschwenken des präparierten Lappens über die Defektzone; **c** Fixierung des Lappens mittels Einzelknopfnähten.

Übungsbehandlung sinnvoll und notwendig. Sollten sich bei den ambulanten Verbandswechseln oberflächliche Nekrosen zeigen, wird empfohlen, diese für eine bessere Wundheilung sorgfältig abzutragen.

Verkürzende Mittelgelenksarthrodese:
Bei Patienten, die bei einem Revisionseingriff ein sehr hohes Amputationsrisiko haben, besteht die Möglichkeit der verkürzenden Mittelgelenksarthrodese (Moberg, 1973). Dieses Vorgehen ist vor allem bei Patienten mit problematischen Haut- und Narbenverhältnissen sowie einer Beugekontraktur >70° im Mittelgelenk bei noch guter Beweglichkeit im Grundgelenk indiziert. Das operative Vorgehen erfolgt über einen dorsalen Zugang zum Mittelgelenk mit Resektion des distalen Grundgliedes und Versteifung in 30° Beugestellung mittels Zuggurtungsosteosynthese oder alternativ einer Plattenosteosynthese. Danach wird das versteifte Mittelgelenk mittels Fingerschiene für vier Wochen ruhiggestellt. Dabei ist es wichtig, das Grundgelenk und ggf. auch Endgelenk weiter aktiv zu bewegen.

Amputation und Strahl-Resektion:
Eine weitere Alternative zum Revisionseingriff stellt die Amputation und Strahl-Resektion als letzte Behandlungsmöglichkeit dar. Diese Maßnahme ist bei massiver Funktionseinschränkung der ganzen Hand sowie bei schwerer Beeinträchtigung der Lebensqualität indiziert. Hierbei ist die Fingeramputation auf Grundgliedhöhe vor allem bei jungen und noch manuell tätigen Patienten indiziert. Ziel dieses Verfahren ist es, eine höhere Kraftentwicklung der Hand gegenüber der Strahl-Resektion zu erhalten. Wichtig ist dabei die frühzeitige postoperative Desensibilisierung durch den Handtherapeuten, um mögliche Neurom-Beschwerden zu verhindern, die als Folge der durchgeführten Nervenrückkürzung auftreten können.

Gegenüber der Fingeramputation führt die Strahl-Resektion zwar zu einem besseren ästhetischen Resultat, jedoch bewirkt die Verschmälerung der Hand eine schlechtere Kraftentwicklung.

Was Sie aus dem *essential* mitnehmen können

- Der Morbus Dupuytren ist eine fibroproliferative Systemerkrankung des subkutanen Fasersystems an Hohlhand und Fingern und somit kann der Patient durch eine einmalige Therapie nicht geheilt werden.
- Um den Schweregrad einer Dupuytren-Kontraktur richtig einzuschätzen und die angemessene Therapie daraus ableiten zu können, sind anatomische Grundkenntnisse und eine fundierte klinische Untersuchung von entscheidender Bedeutung.
- Bei den verschiedenen therapeutischen Verfahren haben konservative Maßnahmen keinen dauerhaften Nutzen. Es bedarf bei der Kontraktur-Behandlung einer gewissen Invasivität, um eine nachhaltige Verbesserung erzielen zu können.
- Unter den minimalinvasiven Therapiemaßnahmen ist die perkutane Nadelaponeurotomie ein relativ einfach durchführbares Verfahren, mit dem man unter minimalem Aufwand und finanzieller Mittel rasch ein gutes klinisches Ergebnis mit einer schnellen Rekonvaleszenz erreicht. Als Nachteil ist hierbei jedoch die erhöhte Rezidivrate zu nennen.
- Bei den offen chirurgischen Verfahren ist die partielle Aponeurektomie trotz ihrer Invasivität und möglicher Komplikationen das Verfahren der Wahl, um eine fortgeschrittene Beugekontraktur nachhaltig zu beheben und die Rezidivrate niedrig zu halten.
- Der Revisionseingriff beim Rezidiv-Dupuytren stellt für den behandelnden Chirurgen immer eine Herausforderung dar. Aufgrund des bestehenden hohen Risikos für Gefäß- und Nervenverletzungen bis hin zum Verlust des Fingers muss immer eine patienten-individuelle Nutzen-Risiko-Abwägung erfolgen.

Literatur

Armstrong, J. R., Hurren, J. S., & Logan, A. M. (2000). Dermofasciectomy in the management of Dupuytren's disease. *The Journal of Bone and Joint Surgery British Volume, 82,* 90–94.

Arora, R., Kaiser, P., Kastenberger, T. J., Schmiedle, G., Erhart, S., & Gabl, M. (2016). Injectable collagenase Clostridium histolyticum as a nonsurgical treatment for Dupuytren's disease. *Operative Orthopädie und Traumatologie, 28,* 30–37.

Becker, K., Siegert, S., Toliat, M. R., Du, J., Casper, R., Dolmans, G. H., Werker, P. M., Tinschert, S., Franke, A., Gieger, C., Strauch, K., Nothnagel, M., Nurnberg, P., Hennies, H. C., & German Dupuytren Study Group. (2016). Meta-analysis of genome-wide association studies and network analysis-based integration with gene expression data identify new suggestive loci and unravel a wnt-centric network associated with Dupuytren's disease. *PLoS One, 11,* e0158101.

Brenner, P., Krause-bergmann, A., & Van, V. H. (2001). Dupuytren contracture in North Germany. Epidemiological study of 500 cases. *Der Unfallchirurg, 104,* 303–311.

Chen, N. C., Srinivasan, R. C., Shauver, M. J., & Chung, K. C. (2011). A systematic review of outcomes of fasciotomy, aponeurotomy, and collagenase treatments for Dupuytren's contracture. *Hand (N Y), 6,* 250–255.

Cheung, K., Walley, K. C., & Rozental, T. D. (2015). Management of complications of Dupuytren contracture. *Hand Clinics, 31,* 345–354.

Crowley, B., & Tonkin, M. A. (1999). The proximal interphalangeal joint in Dupuytren's disease. *Hand Clinics, 15,* 137–147, viii.

Denkler, K. (2010). Surgical complications associated with fasciectomy for dupuytren's disease: A 20-year review of the English literature. *Eplasty, 10,* e15.

Desai, S. S., & Hentz, V. R. (2011). The treatment of Dupuytren disease. *The Journal of Hand Surgery American, 36,* 936–942.

Descatha, A., Jauffret, P., Chastang, J. F., Roquelaure, Y., & Leclerc, A. (2011). Should we consider Dupuytren's contracture as work-related? A review and meta-analysis of an old debate. *BMC Musculoskeletal Disorders, 12,* 96.

Descatha, A., Carton, M., Mediouni, Z., Dumontier, C., Roquelaure, Y., Goldberg, M., Zins, M., & Leclerc, A. (2014). Association among work exposure, alcohol intake, smoking and Dupuytren's disease in a large cohort study (GAZEL). *British Medical Journal Open, 4,* e004214.

Dias, J., Arundel, C., Tharmanathan, P., Keding, A., Welch, C., Corbacho, B., Armaou, M., Leighton, P., Bainbridge, C., Craigen, M., Flett, L., Gascoyne, S., Hewitt, C., James, E., James, S., Johnson, N., Jones, J., Knowlson, C., Radia, P., … Watson, M. (2021). Dupuytren's interventions surgery versus collagenase (DISC) trial: Study protocol for a pragmatic, two-arm parallel-group, non-inferiority randomised controlled trial. *Trials, 22*, 671.

Diaz, R., & Curtin, C. (2014). Needle aponeurotomy for the treatment of Dupuytren's disease. *Hand Clinics, 30*, 33–38.

Felici, N., Marcoccio, I., Giunta, R., Haerle, M., Leclercq, C., Pajardi, G., Wilbrand, S., Georgescu, A. V., & Pess, G. (2014). Dupuytren contracture recurrence project: Reaching consensus on a definition of recurrence. *Handchirurgie Mikrochirurgie·Plastische Chirurgie, 46*, 350–354.

Foucher, G., Medina, J., & Navarro, R. (2003). Percutaneous needle aponeurotomy: Complications and results. *The Journal of Hand Surgery British & European Volume, 28*, 427–431.

Grapow M (1887) Die Anatomie und Physiologische Bedeutung der Palmaraponeurose. *Archiv für Anatomie und Entwicklungsgeschichte, 143*, 2–3.

Hindocha, S. (2018). Risk factors, disease associations, and dupuytren diathesis. *Hand Clinics, 34*, 307–314.

Hindocha, S., Stanley, J. K., Watson, S., & Bayat, A. (2006). Dupuytren's diathesis revisited: Evaluation of prognostic indicators for risk of disease recurrence. *The Journal of Hand Surgery American, 31*, 1626–1634.

Hindocha, S., Mcgrouther, D. A., & Bayat, A. (2009). Epidemiological evaluation of Dupuytren's disease incidence and prevalence rates in relation to etiology. *Hand (N Y), 4*, 256–269.

Hohendorff, B., Biber, F., Sauer, H., Ries, C., Spies, C., & Franke, J. (2015). Supplementary arthrolysis of the proximal interphalangeal joint of fingers in surgical treatment of Dupuytren's contracture. *Operative Orthopadie und Traumatologie, 28*, 4–11.

Hohendorff, B., Spies, C., Müller, L., & Ries, C. (2016). Supplementary arthrolysis of the proximal interphalangeal finger joint in Dupuytren's contracture: Primary operation versus revision. *Archives of Orthopaedic and Trauma Surgery, 136*, 435–439.

Holzer, L. A., & Holzer, G. (2011). Collagenase Clostridum histolyticum in the management of Dupuytren's contracture. *Handchirurgie, Mikrochirurgie, Plastische Chirurgie, 43*, 269–274.

Hueston, J., & Mcfarlane, R. (1963). The Dupuytren's diathesis. *Dupuytren's Contracture,* 51–63.

Hueston, J. T. (1982). The table top test. *The Hand, 14*, 100–103.

Hurst, L. C., Badalamente, M. A., Hentz, V. R., Hotchkiss, R. N., Kaplan, F. T., Meals, R. A., Smith, T. M., & Rodzvilla, J. (2009). Injectable collagenase clostridium histolyticum for Dupuytren's contracture. *New England Journal of Medicine, 361*, 968–979.

Johnson, H. A. (1980). The Hugh Johnson sign of early Dupuytren's contracture. *Plastic and Reconstructive Surgery, 65*, 697.

Kadhum, M., Smock, E., Khan, A., & Fleming, A. (2017). Radiotherapy in Dupuytren's disease: A systematic review of the evidence. *Journal of Hand Surgery (European Volume), 42*, 689–692.

Keilholz, L., Seegenschmiedt, M. H., & Sauer, R. (1996). Radiotherapy for prevention of disease progression in early-stage Dupuytren's contracture: Initial and long-term results. *International Journal of Radiation Oncology Biology Physics, 36*, 891–897.

Ketchum, L. D., & Donahue, T. K. (2000). The injection of nodules of Dupuytren's disease with triamcinolone acetonide. *The Journal of Hand Surgery American, 25*, 1157–1162.

Kraus, R., Alzen, G., Dreyer, T., Szalay, G., & Schnettler, R. (2012). Dupuytren's disease in children – Case report and literature review. *Handchirurgie, Mikrochirurgie, Plastische Chirurgie, 44*, 175–177.

Langer, M. F. (2016). Pathoanatomie des Morbus Dupuytren. *Handchirurgie Scan, 5*, 53–68.

Langer, M. F., Grünert, J., Unglaub, F., Wieskötter, B., & Oeckenpöhler, S. (2017). The fibrous skeleton of the hand: Changes with Dupuytren's contracture. *Der Orthopäde, 46*, 303–314.

Lanting, R., Broekstra, D. C., Werker, P. M. N., & Van Den Heuvel, E. R. (2014). A systematic review and meta-analysis on the prevalence of Dupuytren disease in the general population of Western countries. *Plastic and Reconstructive Surgery, 133*, 593–603.

Larsen, S., Krogsgaard, D. G., Aagaard Larsen, L., Iachina, M., Skytthe, A., & Frederiksen, H. (2015). Genetic and environmental influences in Dupuytren's disease: A study of 30,330 Danish twin pairs. *Journal of Hand Surgery (European Volume), 40*, 171–176.

Legueu, JWH., & Juvara, E. (1892). Des aponevroses de la paume de la main. *Bull Soc Anat Paris 67.*

Mc Grouther, D. (2005). Dupuytren's contracture. In: Green D, Hotchkiss R, Pederson W, Wolfe S (Hrsg) *Green's operative hand surgery.* Churchill Livingston, Philadelphia, S 159–185.

Mc Indoe, A., & Beare, R. L. (1958). The surgical management of Dupuytren's contracture. *American Journal of Surgery, 95*, 197–203.

McCash, C. R. (1964). The open palm technique in dupuytren's contracture. *British Journal of Plastic Surgery, 17*, 271–280.

Moberg, E. (1973). Three useful ways to avoid amputation in advanced Dupuytren's contracture. *Orthopedic Clinics of North America, 4*, 1001–1005.

Moermans, J. P. (1991). Segmental aponeurectomy in Dupuytren's disease. *The Journal of Hand Surgery: British, 16*, 243–254.

Moermans, J. P. (1996). Long-term results after segmental aponeurectomy for Dupuytren's disease. *The Journal of Hand Surgery: British, 21*, 797–800.

Peimer, C. A., Blazar, P., Coleman, S., Kaplan, F. T., Smith, T., & Lindau, T. (2015). Dupuytren contracture recurrence following treatment with collagenase clostridium histolyticum (CORDLESS [Collagenase Option for Reduction of Dupuytren Long-Term Evaluation of Safety Study]): 5-year data. *The Journal of Hand Surgery American, 40*, 1597–1605.

Pillukat, T., Walle, L., Stüber, R., Windolf, J., & Van Schoonhoven, J. (2017). Rezidiveingriffe beim Morbus Dupuytren. *Der Orthopäde, 46*, 342–352.

Richter, M. (2015). Dupuytren-Kontraktur. In M. Sauerbier (Hrsg.), *Die Handchirurgie.* Elsevier, Urban & Fischer.

Rydevik, B., Brown, M. D., Ehira, T., & Nordborg, C. (1985). Effects of collagenase on nerve tissue. An experimental study on acute and long-term effects in rabbits. *Spine (Phila Pa 1976), 10*, 562–566.

Rydevik, B., Ehira, T., Linder, L., Olmarker, K., Romanus, M., & Brånemark, P. I. (1989). Microvascular response to locally injected collagenase. An experimental investigation in hamsters and rabbits. *Scandinavian Journal of Plastic and Reconstructive Surgery and Hand Surgery, 23,* 17–21.

Spanholtz, T. A. (2013). Die operative Therapie des Morbus Dupuytren. *Handchirurgie Scan, 2,* 157–168.

Spanholtz, T. A., & Giunta, R. E. (2012). Minimalinvasive Therapieoptionen des Morbus Dupuytren. *Handchirurgie Scan, 1,* 57–72.

Spies, C. K., Müller, L. P., Skouras, E., Bassemir, D., Hahn, P., & Unglaub, F. (2016). Percutaneous needle aponeurotomy for Dupuytren's disease. *Operative Orthopädie und Traumatologie, 28,* 12–19.

Starkweather, K. D., Lattuga, S., Hurst, L. C., Badalamente, M. A., Guilak, F., Sampson, S. P., Dowd, A., & Wisch, D. (1996). Collagenase in the treatment of Dupuytren's disease: An in vitro study. *The Journal of Hand Surgery American, 21,* 490–495.

Tubiana, R., Thomine, J. M., & Brown, S. (1967). Complications in surgery of Dupuytren's contracture. *Plastic and Reconstructive Surgery, 39,* 603–612.

Van Rijssen, A. L., Ter Linden, H., & Werker, P. M. N. (2012). Five-year results of a randomized clinical trial on treatment in Dupuytren's disease: Percutaneous needle fasciotomy versus limited fasciectomy. *Plastic and Reconstructive Surgery, 129,* 469–477.

Wolfe, S. W., Pederson, W. C., Kozin, S. H., & Cohen, M. S. (2021). *Green's operative hand surgery.* Elsevier Health Sciences.

GPSR Compliance

The European Union's (EU) General Product Safety Regulation (GPSR) is a set of rules that requires consumer products to be safe and our obligations to ensure this.

If you have any concerns about our products, you can contact us on ProductSafety@springernature.com

In case Publisher is established outside the EU, the EU authorized representative is:

Springer Nature Customer Service Center GmbH
Europaplatz 3
69115 Heidelberg, Germany

Batch number: 08011598

Printed by Printforce, the Netherlands